LITHIASE BILIAIRE

PATHOGÉNIE, ÉTIOLOGIE, TRAITEMENT

PAR LE

Dr Victorin OLLIER

MÉDECIN CONSULTANT A VALS.

———✳———

Mémoire lu à la Société nationale de Médecine de Lyon,
séance du 21 janvier 1889.

LYON
ASSOCIATION TYPOGRAPHIQUE
F. PLAN, RUE DE LA BARRE, 12.
—
1889

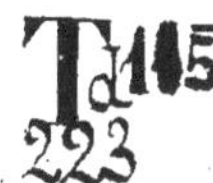

DE LA

LITHIASE BILIAIRE

PATHOGÉNIE, ÉTIOLOGIE, TRAITEMENT

PAR LE

Dr Victorin OLLIER

MÉDECIN CONSULTANT A VALS.

———— ✶ ————

Mémoire lu à la Société nationale de Médecine de Lyon,
séance du 21 janvier 1889.

LYON

ASSOCIATION TYPOGRAPHIQUE

F. PLAN, RUE DE LA BARRE, 12.

1889

DE LA

LITHIASE BILIAIRE

PATHOGÉNIE, ÉTIOLOGIE, TRAITEMENT

Malgré les nombreux travaux publiés sur la lithiase biliaire depuis le traité de Fauconneau-Dufresne, on rencontre encore bien des obscurités si l'on veut aborder l'étude des causes et de la pathogénie de cette maladie. Nous trouvons en présence deux opinions diamétralement opposées : la première soutenue par Meckel, Frerichs, Durand-Fardel, par Charcot et par Lecorché, attribue la production des calculs biliaires à des causes purement locales et ne fait jouer aucun rôle à un état constitutionnel quelconque ; la seconde au contraire rattache toujours la lithiase à des troubles de la nutrition générale. Cette dernière théorie, acceptée par Trousseau, par Murchisson, a été vivement soutenue dans ces dernières années par Bouchard dans ses *Leçons sur les maladies par ralentissement de la nutrition*. Sénac va même plus loin dans cette voie et il fait de la lithiase une des manifestations régulières de la diathèse arthritique. Il s'est constitué, on peut le dire, l'apôtre de cette doctrine. Il l'a défendue si chaleureusement que Bazin aurait été converti à ses idées et serait revenu sur l'opinion qu'il avait émise précédemment. Frerichs lui-même ne serait plus aussi affirmatif et accepterait l'opinion de Willemin sur les rapports des calculs biliaires avec la goutte : « J'ai fait moi-même dans ces derniers temps, écrit-il , des observations qui témoignent de la corrélation intime des deux affections (1). »

Pour Sénac, lithiase urinaire, rhumatisme, goutte, coliques hépatiques, affections qui coïncident, qui se succèdent entre elles, sont au même titre des manifestations de la même diathèse. Il base son opinion sur l'hérédité et sur les rapports qui existent entre les coliques hépatiques et les autres manifestations de l'arthritis. D'après Willemin le quart des malades atteints de lithiase biliaire observés par lui ont présenté, soit antérieurement, soit simultanément, soit postérieurement, des signes de la diathèse urique. Cette proportion, d'après Sénac, serait trop faible, puisqu'il se croit en droit d'affirmer que cette particularité de la coexistence de la gravelle urique et de la lithiase biliaire se rencontre dans les deux tiers des cas et peut-être plus communément encore. Pour la goutte la proportion est à peu près la même ou plutôt plus forte : sur 166 malades on trouve des manifestations goutteuses, soit chez le malade lui-même, soit chez les ascendants les plus directs, 95 fois ; le rhumatisme aigu ou chronique est noté 32 fois, de telle sorte que la goutte ou le rhumatisme se rencontrent sur 166 individus atteints, chez 127 sujets.

Les chiffres précédents paraissent d'une éloquence irréfutable au premier abord, et ils tendraient à démontrer que la lithiase biliaire est la manifestation la plus commune et la plus évidente de la diathèse arthritique : les poussées articulaires devraient être reléguées au second plan. La question ainsi posée est une question mal présentée. Il ne s'agit pas uniquement de savoir si les calculs hépatiques se rencontrent souvent chez les goutteux, mais, il faut savoir aussi, si on ne les observe pas plus fréquemment encore chez des malades, qu'on ne rangerait parmi les arthritiques qu'à la condition seule de faire rentrer dans l'arthritisme la pathologie tout entière. Les chiffres donnés par Sénac sont évidemment

(1) Sénac. *Du traitement des coliques hépatiques*, 2e édition, p. 155 et 109. Paris, Jacques Lechevalier, 1883.

trop élevés, et cela pour deux motifs : 1° parce que le rhumatisme est englobé dans l'arthritisme. Or, d'après les dernières recherches, le doute n'existe plus, rhumatisme et goutte ne doivent pas être regardés comme les deux embranchements d'un même tronc, le rhumatisme appartenant aux maladies infectieuses, la goutte aux maladies de nutrition ; 2° parce que, parmi les goutteux, ce sont surtout les goutteux lithiasiques qui vont à Vichy demander leur guérison.

Nous ne connaissons pas de statistique comparable à celle de Sénac. D'après Lecorché (1) les coliques hépatiques seraient rares chez les goutteux, 2 cas seulement sur 150 observations de goutteux. Durand-Fardel arrive à un résultat analogue, 7 cas sur plusieurs centaines de goutteux. Bouchard lui-même (2) regarde la proportion donnée par Sénac comme beaucoup trop forte, et dans sa statistique personnelle, si nous voyons la goutte signalée dans les maladies des parents, il n'en est pas de même dans les antécédents personnels.

Dans notre statistique nous trouvons la goutte et la gravelle plus fréquentes que ne l'indiquent Lecorché et Durand-Fardel. Sur 158 malades nous notons ces deux affections 22 fois, et sur ces 22 malades nous relevóns 9 sujets qui ont été atteints en même temps de gravelle urique ou de pierre vésicale. Nous parlons bien entendu de la coexistence de la colique hépatique et de la colique néphrétique chez le même individu, et nous ne rangeons pas dans la catégorie des gravelleux les malades qui ont par moments, et comme symptôme exclusif, des sédiments uratiques dans les urines une fois le refroidissement du liquide opéré. Ce fait est extrêmement commun chez les dyspeptiques, chez les rhumatisants, chez les hépatiques, chez les gros mangeurs, sous l'influence des eaux alcalines faibles, chargées d'acide carbonique.

(1) Lecorché. *Traité de la goutte*, p. 256.

(2) Bouchard. *Maladies par ralentissement de la nutrition*, p. 89, 2ᵉ édition.

Du reste, la coexistence des pierres vésicales avec les calculs biliaires n'est pas bien fréquente. Remarquons en effet que les mêmes observations sont toujours citées, prises dans Baglivi, Morgagni, Bonnet, Bianchi, Portal : tout le monde connaît celle du seigneur de la Roche-Posay. Elles ont été publiées précisément parce qu'elles font mention d'un fait rare. Sénac et Willemin dans leur clientèle nombreuse n'ont rencontré chacun que trois cas analogues. La colique néphrétique, les calculs vésicaux étant fréquents chez les arthritiques, il n'est pas surprenant que, chez les arthritiques atteints de lithiase biliaire, on observe parfois aussi la coexistence des concrétions vésicales et hépatiques. Chez les goutteux surtout on voit les coliques néphrétiques succéder aux coliques hépatiques ou alterner avec elles ; on a voulu établir, d'après ces faits, l'identité de nature de ces deux affections : on a conclu à des localisations diverses du même principe diathésique qui intéresserait tantôt le foie, tantôt le rein.

Nous ne partageons pas cette manière de voir, loin de là, et nous sommes convaincu qu'il s'agit seulement d'une simple coïncidence. La colique hépatique est dans l'histoire pathologique de ces malades un accident tenant à un trouble local, et qui n'exerce aucune influence sur le développement de la diathèse et de ses manifestations spéciales. La lithiase biliaire peut se montrer chez les sujets à tempéraments les plus divers, elle n'appartient à aucun état diathésique exclusivement, elle peut venir s'ajouter comme complication à toutes leurs manifestations, chez les scrofuleux comme chez les arthritiques ; on la rencontre dans toutes les maladies cachectiques et diathésiques, constitutionnelles et nerveuses. Bouchard dans ses savantes *Leçons sur les maladies par ralentissement de la nutrition* range la lithiase biliaire à côté de l'obésité et de l'ostéomalacie. Les arguments invoqués pour établir cette opinion ne nous paraissent pas décisifs et les objections adressées à la théorie exclusive de Sénac peuvent être opposées aussi à celles de Bouchard. Nous croyons que l'histoire des causes de la lithiase biliaire peut être bien simplifiée et c'est ce que nous allons tâcher d'établir.

Tout calcul biliaire, dans la grande majorité des cas, est composé d'une enveloppe ou écorce, d'une partie moyenne et d'un noyau. Le noyau est habituellement constitué de cholépyrrhine et de chaux cimentés par du mucus et de l'épithélium, la partie moyenne de cholestérine à peu près exclusivement ; l'écorce est formée tantôt par de la cholestérine, tantôt par du carbonate de chaux, le plus souvent par de la cholépyrrhine associée à la chaux. Or, que trouve-t-on à l'examen du contenu d'une vésicule biliaire atteinte de catarrhe, dans laquelle la bile a séjourné un certain temps ? Une bile acide tenant en suspension des cellules d'épithélium, du mucus, de la cholépyrrhine, de la résine biliaire, de la cholestérine, et, si le catarrhe est intense, du carbonate de chaux, en un mot les éléments constitutifs principaux de la grande majorité des calculs.

Ce fait d'observation est la preuve évidente, incontestable de l'importance du catarrhe préexistant dans la pathogénie de la lithiase biliaire, et il a fourni à Bouisson de Montpellier, à Hein et à Meckel les arguments sur lesquels ils se sont appuyés pour soutenir que les calculs biliaires succèdent toujours à un état catarrhal, soit de la vésicule, soit des canaux biliaires. Cette théorie nous paraît être la vraie, elle est simple et elle rend compte de la genèse du calcul dans tous les cas sans exception : l'acidité de la bile créée par le catarrhe explique la précipitation de la cholépyrrhine et de la cholestérine, les sels de chaux sont fournis par la muqueuse. Frerichs, du reste, a pu saisir ce mode de formation du calcul. Il s'agit d'un calcul (1) adhérent à la paroi de la vésicule recouvert de grains de cholestérine sur sa face libre et présentant sur sa face adhérente à la muqueuse une croûte épaisse de carbonate calcaire.

Si nous voulons entrer plus en avant dans l'étude de la question, si en un mot nous abordons l'étiologie, nous de-

---

(1) Frerichs. *Traité pratique des maladies du foie*, p. 816.

vons rechercher quelles sont les causes les plus habituelles
du catarrhe des voies biliaires et nous demander quelles
sont les conditions dans lesquelles il se produit. Résoudre
cette question c'est, à notre avis résoudre la question étiologique presque en entier. Nous avons fait le relevé de 158 de
nos observations de lithiase biliaire et nous avons choisi
celles qui ont été prises avec le plus de soin et les détails les
plus complets. Nous ne nous attacherons qu'aux antécédents personnels des malades, les seuls qui peuvent nous
fournir des renseignements utiles au point de vue où nous
nous plaçons. Or voici ce que nous relevons comme maladies
antérieures :

Dyspepsie ancienne......................	60 fois
Rhumatisme articulaire ou musculaire...	33
Arthritis, goutte ou gravelle urique.....	22
Fièvre intermittente	7
Affections sérieuses du poumon ou des bronches	8
Affections utérines....................	7
Abus des alcooliques....................	4
Empoisonnement par le cuivre et le plomb	3
Affections organiques du cœur..........	3
Asthme................................	1

La fréquence de la dyspepsie frappe tout d'abord. Cyr (1) se
demande si la dyspepsie ne mériterait pas de se voir attribuer une plus grande importance étiologique. Bouchard signale parmi les maladies dont sont atteints les sujets pré-
disposés à la lithiase, les dyspepsies durables auxquelles peut
s'ajouter la congestion du foie (2). A peu près tous les lithiasiques se plaignent de troubles des fonctions de l'estomac. Beaucoup se rendent aux stations thermales pour se
guérir, disent-ils, de leur gastralgie. Ici il est nécessaire
d'établir deux catégories de malades. Les uns ont des diges-

(1) Cyr. *Traité des maladies du foie*, p. 669.
(2) Bouchard. *Loc. cit.*, p. 88.

tions pénibles, souvent douloureuses avec vomissements fréquents qui tiennent exclusivement à la présence des calculs
biliaires. Les calculs une fois expulsés, l'estomac reprend le
plus souvent l'intégrité de ses fonctions. Chez ces malades
les troubles dyspeptiques ont en général commencé peu de
temps avant l'apparition des phénomènes douloureux : chez
ceux-là, bien entendu, on ne peut pas invoquer la dyspepsie
comme cause de la lithiase. La seconde catégorie comprend
au contraire tous les sujets chez lesquels la dyspepsie existe
depuis cinq ou six ans au moins avant l'apparition des premières coliques hépatiques, et dans ces cas, nous faisons
dater la première colique hépatique de la première crise de
gastralgie initiale. Souvent même ces malades ont été plus
ou moins dyspeptiques pendant toute leur existence à peu
près. Chez eux on peut constater une constipation opiniâtre
dès leur plus jeune âge, ou des selles qui n'ont jamais été
convenablement moulées, partie liquides, partie solides, parfois même toujours diarrhéiques. Chez ces derniers sujets,
après une ou plusieurs cures thermales, si les calculs sont
expulsés, les symptômes douloureux disparaissent pendant
une série d'années plus ou moins longue. Mais les fonctions
des voies digestives ne se rétablissent pas aussi complètement que chez les sujets de la première catégorie ; le malade
éprouve une grande amélioration, les crises sont supprimées, malgré cela il n'en reste pas moins dyspeptique et
doit toujours compter avec son estomac.

Nous ne croyons pas trop nous avancer en soutenant que
la cause la plus fréquente de la lithiase biliaire réside dans
cette dyspepsie souvent légère mais ancienne : la recherche
de ce facteur étiologique a été beaucoup trop négligée. Si
l'on insiste dans l'interrogatoire, on trouvera souvent, dans
les antécédents, des troubles des fonctions gastro-intesti-
nales qui passent inaperçus tout d'abord et auxquels le
malade n'attache aucune importance.

Le rhumatisme par ordre de fréquence vient en second lieu.
Willemin, dans plusieurs de ses observations, indique la coexistence du rhumatisme et de la lithiase. Bouchard insiste

beaucoup sur la fréquence du rhumatisme soit dans les antécédents pathologiques des ascendants, soit chez les malades
eux-mêmes. On voit trop souvent les coliques hépatiques
succéder à bref délai à des crises de rhumatisme articulaire
aigu, pour ne pas lui accorder une importance considérable
dans la genèse de la maladie que nous étudions (1). Le retentissement sur le foie de cette affection est mal connu, cependant il est bien réel. Graves et Murchisson ont relaté plusieurs observations d'ictère de nature catarrhale ou peut-être
infectieuse chez les rhumatisants. La colique hépatique
éclate souvent à la suite d'un coup de froid. Nous avons
observé ce fait chez un certain nombre de malades.

L'arthritis ne vient qu'en troisième lieu, puisque nous ne
le trouvons noté que 22 fois. Sénac, sur 155 malades, indique
la goutte 66 fois dans les antécédents personnels, et il se base
sur ce chiffre pour lui attribuer une importance étiologique
de premier ordre, exclusive même. Si la lithiase biliaire était
toujours de nature arthritique, si elle était une des manifestations habituelles, régulières de la diathèse, c'est chez les
goutteux que nous devrions rencontrer les cas les plus rebelles.
Or, il n'en est pas ainsi, du moins chez les malades dont nous
avons relevé l'observation. En effet, sur nos 22 goutteux,
nous trouvons : traitement mal toléré, 1 ; malade réfractaire,
malgré plusieurs cures à Vichy, 1 ; malades non revus après
leur première cure et sur lesquels nous n'avons plus eu de
renseignements, 8 ; malades qui n'ont plus eu de coliques
hépatiques depuis une première cure, malades tous revus,
à l'exception d'un seul, pendant plusieurs années consécutives, 12. Ces chiffres ont leur importance et à eux seuls ils
indiquent que les deux maladies lithiase biliaire et goutte
ne proviennent pas d'une cause identique dans sa nature.

(1) Voir l'observation publiée par M. Humbert Mollière. (*Lyon Médical*,
novembre 1888). Dans ce cas si intéressant à plus d'un titre, la cause de
la lithiase biliaire nous paraît devoir être attribuée surtout aux crises
antérieures de rhumatisme.

En poursuivant cette étude étiologique, nous rencontrons comme maladies antérieures les fièvres intermittentes, les intoxications par le cuivre et par le plomb, des affections graves du poumon et des bronches, l'asthme, l'alcoolisme, les lésions organiques du cœur, les maladies utérines. Nous trouvons 148 fois, sur 158 sujets, des affections qui ont pour effet, plus ou moins habituel, de provoquer un état congestif du foie. C'est, en effet, à la congestion du foie que nous attribuons le catarrhe des voies biliaires, indispensable à la précipitation des éléments de la bile, qui vont constituer le calcul biliaire. Nous n'avons pas la prétention de passer en revue toutes les causes possibles de la lithiase : vie sédentaire, constipation, grossesse, compression par des tumeurs, etc. Seulement nous tenons à insister sur ce point, c'est que toute congestion du foie durable ou répétée, quelle qu'en soit la cause première, peut amener la formation de sables ou de calculs. C'est surtout cet état congestif du foie survenant toujours au moment de la menstruation, à un degré plus ou moins prononcé, qui explique la fréquence de la lithiase biliaire chez la femme. Il existe entre le foie et l'utérus des rapports incontestables. Quand le molimen hémorrhagique se produit tous les mois, ces relations deviennent évidentes chez les malades dont le foie fonctionne mal. Les dyspeptiques, avec tension et douleurs hépatiques habituelles, voient cette tension et ces douleurs augmenter à ce moment : la colique hépatique éclate souvent à l'apparition ou à la fin des règles. Nous pouvons citer deux cas singuliers et qui montrent bien la réalité des rapports dont nous parlons. Nous avons vu deux malades chez lesquels la colique hépatique était toujours accompagnée de pertes utérines, en dehors de l'époque des règles, bien entendu. La lithiase biliaire succède assez souvent aux affections utérines. Le repos seul imposé à ces malades ne suffit pas pour justifier son apparition, nous en voyons plutôt l'origine réelle dans l'état congestif du foie entretenu par les fluxions incessantes qui se font du côté des organes génitaux.

Le rôle important de la congestion du foie a été nettement

signalé dans une intéressante étude, remplie d'aperçus originaux, publiée par M. le docteur Poucel, de Marseille (1). Voici ce que nous lisons dans ce travail : « Lorsque depuis long-« temps le foie est gros et que la nutrition générale a assez « souffert, la composition de la bile s'altère profondément : « ce liquide se sature de déchets organiques qui précipitent « dans les conduits qu'il traverse, et la lithiase biliaire est « constituée. » L'objection que l'on pourrait nous adresser, c'est que, dans certaines conditions, la congestion du foie persiste parfois très longtemps sans être accompagnée de la production de calculs ou de gravelle biliaire. Cette objection paraît sérieuse au premier abord, cependant la réfutation en est facile.

La congestion du foie, on peut le dire, existe dans toutes les maladies de l'organe, soit au début où elle constitue à elle seule tous les symptômes de la période initiale, soit dans le courant du développement de l'affection. Mais la terminaison de cette phase congestive est bien différente suivant la nature de la cause qui la produit. La congestion suite des boissons alcooliques conduit à la cirrhose, celle de l'intoxication palustre amène des dépôts pigmentaires avec une cirrhose particulière comme terminaison, chez les scrofuleux, c'est le foie amyloïde que nous observons et le foie muscade dans les congestions passives des lésions cardiaques. La lithiase biliaire peut succéder à tous les états congestifs du foie, mais on l'observe surtout dans les congestions suites de dyspepsies anciennes, dans les congestions survenant à la suite du rhumatisme et de la goutte, et enfin dans les congestions qui se lient chez la femme à la vie utérine, à la grossesse, à l'obésité.

Ces considérations étiologiques ont pu paraître d'une longueur exagérée ; nous ne les croyons pas sans utilité toutefois, parce qu'elles nous guideront exclusivement dans les règles à poser pour le traitement. En effet, nous ne nous

(1) Poucel. *De l'influence de la congestion chronique du foie dans la genèse des maladies.* — Paris, Adrien Delahaye, 1884.

occuperons pas de savoir si le malade absorbe trop de cholestérine, s'il prend de la chaux en quantité exagérée ou insuffisante, si son régime alimentaire ne contient pas assez de
matières grasses, de peur qu'il ne se forme pas assez d'acides
gras pour dissoudre la cholestérine. Les prescriptions hygiéniques et médicales doivent découler d'idées entièrement
différentes. Pour nous, l'indication première à remplir sera de
combattre la congestion du foie et sa cause productrice. Ces
indications sont bien simples, paraissent bien faciles à mettre
à exécution et la guérison de la lithiase semble devoir être
aisée à obtenir. Il n'en est rien cependant : en général, la
guérison absolue définitive n'est pas aussi commune qu'on le
croit. Nous pouvons faire disparaître tous les symptômes de
la maladie, soit en amenant l'expulsion des calculs, soit en
rendant la vésicule plus tolérante pendant de longues années ; mais il faut se persuader qu'une récidive est toujours
à redouter. Nous avons vu une malade guérie pendant dix-
neuf ans, après une seule cure faite à Vals, être reprise de
coliques hépatiques à la 20e année. L'immunité acquise
pendant 10, 12 et 15 ans après la cure de Vals n'est pas rare.
Malgré ces succès la cure radicale, permanente, restera toujours moins fréquente que les guérisons temporaires. Un
sujet hépatique conserve, sa vie durant, une susceptibilité
spéciale du côté du foie, le rhumatisant est toujours exposé à
voir reparaître ses douleurs articulaires ou musculaires, un
dyspeptique ne retrouve jamais un estomac à fonctionnement parfait. Les causes qui ont occasionné la maladie persistent toujours, menaçantes pendant la vie presque toute
entière, il n'est donc pas surprenant de voir de nouveaux
calculs se former après une période de calme plus ou moins
prolongée.

Quel est le traitement qui donne les résultats les plus favorables? Ici le doute n'est pas possible. La supériorité des
eaux minérales sur les autres moyens recommandés est généralement reconnue. Mais nous avons à choisir, pour ne
parler que des stations les plus réputées, entre les eaux sulfatées sodiques comme Carlsbad ou Marienbad, les eaux chlo-

rurées sodiques comme Kissingen, et enfin les eaux alcalines
pures comme Vichy ou Vals. Ces dernières, au point de vue de
l'efficacité, n'ont rien à envier à leurs rivales ; les guérisons
qu'elles ont procurées dans les affections du foie ne se comp-
tent plus. Malgré ces nombreux et beaux résultats, on ignore
dans une grande partie du public médical la valeur réelle de
cette station. La Grande-Grille paraît à beaucoup le seul
médicament à conseiller, le seul capable de guérir, à l'exclu-
sion de tout autre agent similaire, dès que dans un état
pathologique quelconque le foie se trouve intéressé. Bien
plus, on regarde alors Vals comme étant d'une application
dangereuse ou tout au moins nulle dans ses résultats. Cette
erreur s'est propagée surtout, parce qu'on ne cesse de déclarer que les eaux thermales seules sont à conseiller dans les
maladies du foie. Cependant à Marienbad on guérit tout aussi
bien les coliques hépatiques qu'à Carlsbad ; les observations
publiées par les docteurs Boulomié, Debout, Patezon, d'après
les résultats obtenus à Contrexéville et à Vittel prouvent
que dans ces stations on peut traiter avec chances de succès
la lithiase biliaire. Nous avons vu des malades auxquels
Évian avait rendu des services réels. Toutes ces eaux minérales sont froides cependant. Frerichs, dont le nom fait au-
torité, parle des résultats favorables obtenus, sous ses yeux,
par les eaux de Carlsbad transportées, que la source Muhl-
brunen fût bue chaude ou froide (1).

Nous ne pouvons nous empêcher de citer un des arguments invoqués par les partisans des eaux thermales recom-
mandant d'adresser les malades à des eaux chaudes, parce
que à ce titre elles activent la nutrition, sont moins diurétiques et permettent par conséquent aux matières salines de
séjourner plus longtemps dans la circulation et d'agir sur le
foie (2). Cette appréciation repose sur un fonds de vérité si
on l'applique à des eaux bicarbonatées sodiques faibles, fortement chargées d'acide carbonique, au point de vue diurétique

(1) Frerichs. *Loc. cit.*, p. 837.
(2) Bouchard. *Loc. cit.*, p. 105.

exclusivement, mais elle n'est plus soutenable si on met en parallèle les eaux de Vichy et certaines des sources fortes de Vals. Ces sources, à 6 ou 7 grammes de bicarbonate de soude, sont loin d'être diurétiques. Pendant les chaleurs de l'été surtout, elles poussent à la peau, augmentent les sueurs, et la quantité des urines n'est modifiée que d'une manière peu appréciable. Comment soutenir que les substances salines, prises dissoutes dans une eau froide, ne séjournent pas assez dans l'organisme ? Mais le malade boit de l'eau minérale matin et soir, par demi-verrées : il en boit à ses repas, c'est-à-dire que pendant la journée entière il est soumis à l'action du médicament. Les urines deviennent rapidement alcalines, les reins suffisent à grand'peine au travail d'élimination, tant est grande la quantité de substances salines introduites dans le sang. Nos malades, avec un régime pareil, se rapprochent comme saturation alcaline de la limite qu'il serait dangereux de franchir.

L'argument est sans force aucune, du reste la rapidité avec laquelle le foie ressent parfois, dès le début de la cure, les effets de l'eau alcaline est la preuve incontestable de la puissance du médicament. Nous reviendrons plus loin sur ce fait d'observation. Qu'il existe des estomacs supportant mieux les eaux chaudes que les eaux froides, nous l'acceptons ; que certains dyspeptiques voient leurs douleurs exaspérées par une eau à température basse et calmées par une eau à température élevée, nous le voulons bien, mais nous constatons tous les jours que la réciproque est vraie. Il s'agit seulement d'une question de tolérance individuelle et non de degrés dans la valeur et la puissance du médicament. Du reste, quand la chose est nécessaire, il nous est facile de faire prendre à Vals des eaux minérales artificiellement thermalisées, à la source même. Dans quelques instants, nous montrerons que les résultats de l'observation clinique sont une preuve évidente de la justesse de l'opinion que nous soutenons et que les résultats obtenus à Vals, dans le traitement de la lithiase biliaire, sont extrêmement satisfaisants.

Quel est le mode d'action des eaux alcalines en général et

des eaux de Vals en particulier ? Par quelles modifications apportées à l'organe malade peuvent-elles guérir, faire disparaître les symptômes douloureux et empêcher d'une manière définitive ou, tout au moins, le plus souvent retarder la formation de nouveaux calculs? Nous ne voulons pas nous lancer dans le champ des hypothèses en abordant l'étude des modifications qui surviennent dans les sécrétions hépatiques, nous voulons nous limiter à relater les faits manifestes, tangibles qui suivent l'administration de l'eau alcaline. Voici ce que l'on observe : tout d'abord le malade retrouve de l'appétit, les digestions s'améliorent, le teint s'éclaircit. Mais au bout de quelques jours, suivant les conditions particulières de l'individu, suivant l'énergie du traitement mis en usage, ou nous voyons survenir des symptômes non douteux de stimulation hépatique, tension, douleurs au niveau du foie, production de nouvelles crises, avec augmentation de volume du foie parfois considérable, si la congestion est intense, ou bien l'amélioration va en s'accentuant de plus en plus jusqu'à la fin de la cure, l'ictère disparaît, le volume de l'organe diminue et les douleurs sont supprimées. Tels sont les résultats immédiats de la cure alcaline : dans le premier cas l'eau minérale paraît agir comme un médicament à action stimulante énergique ; dans le second cas au contraire elle manifeste sa puissance par des effets sédatifs, puisque les douleurs sont calmées, et par des effets résolutifs puisqu'elle fait disparaître la congestion et l'engorgement du foie. A ces effets immédiats des eaux alcalines, nous devons ajouter leurs effets éloignés qui se traduisent par l'amélioration plus ou moins persistante et plus ou moins complète des fonctions digestives, par une stimulation secondaire qui peut se produire plusieurs mois après la cure, déterminer de nouvelles coliques hépatiques, et enfin par la suppression ou temporaire ou définitive, des mouvements congestifs du côté du foie. Jouissent-elles de la propriété de dissoudre les calculs déjà formés ?

Bien des auteurs, en Allemagne surtout, admettent cette vertu dissolvante des eaux minérales soit sulfatées, soit bicarbonatées sodiques. La question est loin d'être éclaircie. Niemeyer regarde la dissolution de la chaux pigmentée et de la cholestérine comme possibles (1). Ziegler à Marienbad, Carro à Carlsbad, Helft donnent comme preuve de cette propriété la quantité de sable biliaire que l'on voit rendre aux malades pendant leur cure, sable biliaire qu'ils regardent comme le produit de l'émiettement des calculs. Mais ne voit-on pas tous les jours des lithiasiques rendre du sable biliaire en abondance en dehors de tout traitement thermal. Frerichs est aussi très affirmatif : pour lui les eaux de Carlsbad dissolvent non seulement les calculs formés de mucus, de pigment biliaire et de chaux, mais aussi ceux de cholestérine qui peuvent être attaqués par une bile fortement alcaline (2). Deux pages plus loin, il exprime le désir de voir les médecins de Vichy et de Carlsbad étudier d'une manière plus précise que par le passé la forme des calculs expulsés pendant la cure, observer s'ils sont intacts ou corrodés ou désagrégés. Nous les avons le plus souvent trouvés intacts : du reste, ce n'est pas à nous à faire ces remarques, qui suivons nos malades seulement pendant 20 à 25 jours chaque année. La dissolution, si elle est possible, ne peut s'opérer qu'au bout d'un temps beaucoup plus long, chez les malades faisant un usage presque habituel des eaux alcalines.

Petit admet que l'eau de Vichy, sans action sur la cholestérine, peut en réalité désagréger les concrétions formées de mucus et de matière colorante, et il rapporte le fait d'un malade chez lequel, après une colique hépatique, on trouva dans les selles des fragments de calculs qui semblaient être le produit d'une sorte de broiement (3). Willemin cite aussi l'observation d'une de ses malades en traitement à Vichy, qui rendit un calcul réduit à l'état de petits fragments friables, après une colique hépatique prolongée. Ces deux exemples ne sont pas probants ; il s'agit, en effet, de broiement de

(1) Niemeyer. *Traité de pathologie interne*, p. 861.
(2) Frerichs. *Loc. cit.*, p. 837.
(3) Petit. *Du mode d'action des eaux de Vichy*, 1850, p. 120.

concrétions peu résistantes par la violence des contractions de la vésicule. Nous ne nions pas la possibilité de la dissolution des calculs par les eaux alcalines, mais cette propriété de désagrégation n'est pas encore démontrée, et, nous le répétons, elle ne pourrait s'exercer qu'après une action beaucoup plus prolongée du médicament.

Si la vertu dissolvante des eaux alcalines peut être contestée, il n'en est pas de même des effets que nous allons étudier. Toutes les fois qu'un malade sujet à des poussées congestives du côté d'un organe quelconque, vient suivre un traitement à Vals, il est exposé à une augmentation de ces mouvements fluxionnaires, assez intenses dans certains cas, pour déterminer des hémorrhagies. Ainsi le cérébral menacé de raptus congestifs pourra voir ces raptus se produire du côté du cerveau ; l'hémoptysie sera à redouter chez celui qui a une tendance à la congestion pulmonaire, les prostatiques souffriront de cette stimulation thermale et une rétention d'urine en sera parfois la conséquence , etc. Le foie n'échappe pas à cette loi générale. Seulement, la stimulation peut être immédiate ou survenir plus ou moins longtemps après la cure : disons aussi qu'elle est souvent assez peu marquée et passe inaperçue. Ces phénomènes d'excitation frappent tout d'abord et l'étude de ces premiers effets immédiats de l'eau de Vals n'est pas sans intérêt.

Tantôt l'eau minérale réveille des douleurs hépatiques disparues depuis plus ou moins longtemps, tantôt elle rend plus vives celles qui existent déjà, tantôt cette excitation va même jusqu'à provoquer une colique hépatique. Ce mode d'action n'est pas constant, comme on pourrait le croire. Ainsi, dans le relevé de nos 158 observations, nous trouvons ces phénomènes d'excitation locale signalés 34 fois seulement. Ces chiffres sont évidemment trop faibles, parce qu'il faudrait y ajouter les coliques hépatiques survenues aussitôt après la cure. Ce réveil des douleurs, qui va jusqu'à la production de la colique hépatique, tient essentiellement à un état congestif du foie, comme l'ont indiqué le docteur Chabannes (1) et le docteur Sénac (2).

On le voit, la congestion du foie joue dans l'histoire de la lithiase biliaire un rôle prépondérant non pas seulement dans la formation des calculs, mais encore dans la production de l'appareil phénoménal qui caractérise la colique hépatique. Le plus souvent même, en dehors du traitement thermal, c'est l'exagération de la congestion habituelle du foie qui provoque les phénomènes d'expulsion. En effet, c'est 4 à 6 heures après les repas en général, au moment de la congestion physiologique de l'organe accompagnant toute digestion alimentaire, qu'éclatent les symptômes douloureux ; chez la femme c'est souvent aussi aux approches de la menstruation et chez bien des malades après une violente émotion. Ici on doit faire intervenir une action vaso-dilatatrice exercée par le plexus solaire. Nous relevons aussi ces phénomènes congestifs précédant la colique hépatique chez les malades soumis au traitement de Durande par l'éther et la térébenthine associées. Durande, en effet, recommande de saigner et de baigner les sujets soumis à l'action de son médicament quand le foie se gonfle et devient douloureux, de donner au contraire des apéritifs et des toniques quand le foie se gonfle avec peu de douleur. Ce gonflement peut être le début de véritables coliques hépatiques suivies de l'expulsion des calculs intacts et non désagrégés.

Les eaux de Vals, même les sources faibles, agissent parfois avec une rapidité surprenante. Certains malades sont d'une susceptibilité excessive, susceptibilité qui peut créer des embarras très grands et rendre même le traitement dangereux à poursuivre. Voici quelques exemples, donnés aussi brièvement que possible, de l'action énergique exercée sur le foie par les eaux alcalines :

(1) Chabannes. *Traité des eaux minérales de Vals*, 1865.
(2) Sénac. *Loc. cit.*

Observation I. — *Colique hépatique survenue au 4e jour de la cure.
— Traitement non continué.* — Mme P..., 35 ans, de Vizille, est depuis
3 ans sujette à des crampes d'estomac qui se sont montrées pour la première
fois 15 jours après un accouchement. Ces crampes, rares au début, se pro-
duisent aujourd'hui tous les 2 jours, à 11 heures du soir, et se terminent
par des vomissements alimentaires et bilieux. Jamais d'ictère, jamais de
coloration des urines après les crises. Le rebord du foie et la région de
la vésicule ne sont pas sensibles à une pression même énergique. Le
volume du foie paraît normal. Comme antécédents, migraines et eczéma
des mains persistant encore. La malade est soumise à un traitement peu
actif en apparence. Trois demi-verres matin et soir d'une eau minérale
faible à 1 gr. par litre de bicarbonate de soude. Bains alcalins tous les
jours. Au quatrième jour de la cure éclate une colique hépatique bien
caractérisée. Le foie se tuméfie, le lobe gauche surtout. Urines très bi-
lieuses. Après trois jours de repos, la malade prend un seul demi-verre
d'une eau tiède, *la Marquise* les douleurs du foie reparaissent avec une
telle intensité que la malade ne veut plus continuer la cure et quitte
Vals le lendemain.

Obs. II. — *Coliques hépatiques rendues plus fréquentes par la cure.
— Ictère datant de deux ans. — Guérison.* — Mme L..., 28 ans, d'Oran.
Comme maladies antérieures, anémie et fièvres intermittentes. Premières coliques hépatiques il y a quatre ans. Premier ictère persistant
pendant treize mois avec suppression complète des règles pendant toute
cette période, coliques hépatiques violentes, surtout au moment où les
règles auraient dû se montrer. Les règles reparaissent et se reproduisent
régulièrement pendant dix mois, pas de crise et disparition de l'ictère
pendant ce temps. Depuis deux ans, second ictère et coliques hépatiques
survenant tous les quatre ou cinq jours, au maximum, laissant huit jours
de repos entre chaque crise, toujours plus forte à l'époque des règles.
La malade arrive à Vals très amaigrie. Ictère très foncé. Foie uniformé-
ment gros, dépassant le rebord costal de 6 à 8 cent. Cure de 45 jours.
Les crises se rapprochent et dès le milieu du traitement elles se produi-
sent presque tous les jours, elles débutent toujours par un frisson avec
élévation de la température et du pouls. La malade part sans grande
amélioration apparente. Cependant l'ictère est moins intense, les selles
sont colorées par la bile et n'ont plus l'aspect grisâtre du début. Deux
autres coliques hépatiques immédiatement après la fin du traitement.
Seconde cure de 25 jours l'année suivante. La malade est encore un peu
jaune, le lobe droit du foie a repris son volume normal, le lobe gauche
est encore tuméfié, mais au moment des règles le teint devient toujours
plus jaune. La cure se poursuit sans incident : pas une seule crise, la malade part allant très bien ; elle n'est plus revenue à Vals, mais dix ans
après la guérison se maintenait encore.

Obs. III — *Coliques hépatiques. — Expulsion d'un gros calcul. — Guérison.* — Mme J..., trente-huit ans. Il y a trois ans, peines morales et physiques. Peu après première colique hépatique qui dura huit jours avec des rémissions chaque jour. Ictère consécutif. Un an après, deuxième colique hépatique. En octobre dernier, il y a huit mois, colique hépatique violente avec ictère. Depuis lors tous les trois ou quatre jours crampes d'estomac avec ictère plus marqué le lendemain. Dyspepsie ancienne. Vomissements fréquents. Tumeur fibreuse utérine. Foie volumineux, surtout le lobe droit, sensible à la pression. Sources faibles au début de la cure : Saint-Jean et Chloë. Huit jours après l'arrivée à Vals, colique hépatique plus forte. Trois jours après, nouvelle colique violente qui est suivie de l'expulsion d'un calcul rond de la grosseur d'un œuf de petit oiseau, rendu rugueux par des dépôts de sels calcaires. Amélioration rapide. La malade finit sa cure en buvant à des sources fortes : Marquise, Précieuse. Elle est venue pendant cinq ans à Vals, la dernière fois en 1886, sept ans après la première cure. L'estomac laisse encore à désirer, le lobe droit du foie est toujours un peu volumineux, mais il ne s'est plus produit de colique hépatique.

Les faits précédents suffisent pour nous montrer la rapidité avec laquelle les eaux alcalines de Vals peuvent stimuler le foie dans certaines conditions ; nous en avons observé beaucoup de semblables, il est inutile d'en multiplier les exemples. Cette excitation se produit surtout chez les malades qui nous arrivent avec des crises rapprochées, on pourrait même dire au moment où le travail tendant à l'expulsion du calcul est commencé : généralement le résultat en est favorable parce qu'elle tend à débarrasser la vésicule du corps étranger, cependant cette répétition des crises, cette contractilité des canaux biliaires sollicitée sans relâche peut, dans quelques cas, rares il est vrai, être réellement dangereuse et amener une terminaison fatale. Les deux observations qui suivent en sont la preuve.

Obs. IV. — *Fièvre intermittente hépatique succédant à une colique hépatique. — Mort.* — Mme G..., 56 ans, a eu à souffrir dans ses derniers temps de plusieurs attaques de rhumatisme articulaire aigu. Vie sédentaire. Il y a dix mois première colique hépatique avec ictère consécutif et vomissements douloureux persistant plusieurs jours après. Cinq à six crises semblables. Ictère persistant tout l'hiver avec mouvement fébrile continu pendant trois mois. Amélioration depuis le début de l'été, pas de crise, pas de douleur hépatique, pas d'ictère. La malade arrive à Vals le 15 septembre. Elle a eu deux coliques hépatiques depuis quinze jours. Traitement : deux verres source Saint-Jean. Bain alcalin et sulfureux. Au troisième jour colique hépatique légère. Repos pendant un jour, la malade se dit bien, elle reprend sa cure et boit trois verres à la Sophie ; dès le lendemain violent accès de fièvre. Le foie au début du traitement dépassait le rebord costal de cinq cent. environ. Après le premier accès de fièvre, il prend un développement énorme, devient douloureux. Vomissements. Dyspnée intense. Rien au cœur. Rien à la rate. Ictère de plus en plus intense. Les accès de fièvre se reproduisent tous les jours. Congestion pulmonaire, la malade succombe au dixième jour. Les accès qui avaient paru diminuer d'intensité reviennent plus violents les deux derniers jours, la malade est emportée par les progrès de la congestion pulmonaire.

Obs. V. — *Coliques hépatiques. Calculs développés dans les canaux biliaire. — Mort.* — Mme S..., de Marseille. Chagrins prolongés. Vie triste et sédentaire. Premières coliques hépatiques en 1877. La malade arrive à Vals avec de l'ictère et le foie volumineux, deux crises dans le courant de l'année. Cures en 1878 et 1879. Amélioration à la fin de chaque cure, foie diminué et disparition de l'ictère. En 1881, abcès du foie ouvert par une incision au bistouri. La malade ne peut pas dire si l'on a trouvé des calculs dans le pus. L'abcès se cicatrice, Mme S... revient à Vals en 1882, ne prenant que du lait pour toute alimentation. Traitement bien toléré. Nouvelles coliques hépatiques, fréquentes, débutant toujours par un frisson violent. Cure en 1883. Pas d'amélioration évidente dans le courant de l'année, dernière cure en 1884. Colique hépatique la veille de l'arrivée à Vals. Digestions très pénibles, teint ictérique. Foie un peu volumineux, rebord sensible à la pression. Traitement : trois verres source Marie. Colique hépatique au cinquième jour. La malade veut reprendre son traitement et boit sans ordonnance à une source moyenne, la Sophie dont elle s'était bien trouvée les années précédentes. Nouvelle colique hépatique quatre jours après avec frisson au début et fièvre persistante, les coliques hépatiques se succèdent tous les jours, la malade succombe d'épuisement avec des vomissements incoercibles au quinzième jour. On trouve dans les selles, après chaque crise, des calculs hépatiques nombreux allongés, pleins, à cannelures régulières sur leur face, sans noyau, avec des ramifications les faisant ressembler à des branches de corail, de volume différent, jaunes, les sections des ramifications coupées presque au niveau de la tige principale étaient d'une netteté parfaite.

Ces deux observations offrent un réel intérêt : dans la première le calcul était probablement trop volumineux pour être expulsé par les voies naturelles, de plus la persistance de la fièvre pendant trois mois entiers, au moment des premières crises, indiquait une grande susceptibilité de la sensibilité des voies biliaires, un état inflammatoire de la muqueuse mal éteint sans doute, et que les premières verrées d'eau minérale ont facilement réveillé. Dans ces conditions l'augmentation de la congestion du foie, une action trop vivement stimulante sur la vésicule peuvent amener des complications redoutables et même une terminaison fatale. L'observation V nous montre le danger des eaux alcalines dans les calculs biliaires, conséquence d'une angiocholite généralisée. Nous n'avons pu nous assurer de la nature des concrétions, de leur lieu d'origine qu'à la crise finale, sans cela nous aurions empêché tout traitement thermal. Des malades semblables ne doivent être envoyés à aucune station thermale tant qu'une poussée aiguë est à redouter. Avec un régime très doux, composé de lait, de potages, de viandes blanches, de légumes verts bouillis, avec les eaux des sources faibles de Vals prises à domicile, aux repas seulement, on arrivera plus sûrement et sans aucun danger à améliorer la situation des malades. Toute colique hépatique qui ne peut que difficilement aboutir à l'expulsion du corps étranger par le fait du volume du calcul est dangereuse à provoquer, surtout quand elle est la conséquence de la stimulation thermale.

Les calculs développés dans les canaux intrahépatiques constituent une seconde contre-indication à l'emploi des eaux alcalines, car, s'ils sont volumineux, si leur expulsion est par trop précipitée, ils peuvent amener des déchirures dans les tissus du foie et des inflammations consécutives sérieuses. Il s'agit seulement des calculs d'un certain volume : la gravelle biliaire ne peut pas fournir de contre-indication, à cause du lieu de son origine, bien loin de là. Voici encore une troisième observation dans laquelle l'emploi des eaux minérales a été suivie de résultats fâcheux, résultats qui nous ont engagé à ne pas continuer le traitement.

Obs. VI. — *Coliques hépatiques. Fièvre intermittente hépatique. Accès rendus plus fréquents et plus sérieux par le traitement thermal.* — M. R..., 43 ans. Vie sédentaire. Préoccupations d'affaires constantes. Tendance à l'obésité. Depuis de longues années digestions pénibles. Congestion de la face après les repas. Selles toujours mal liées, partie solides et partie liquides. Depuis 9 ans crampes à l'épigastre de temps à autre. Acidités. Intertrigo. Plusieurs poussées d'eczéma. Une cure à Luchon en 1884 bien tolérée; et aux Fumades en 1885, eaux sulfureuses qui font en peu de jours disparaître les aigreurs d'estomac habituelles. Fistule à l'anus, suite d'un phlegmon périrectal. Père mort d'une affection du foie. En juin 1887, amaigrissement, teint jaune. Les urines, examinées, contiennent 1,50 de glucose par litre et de la bile en quantité.

Le malade va à Vichy, où il fait une cure de douze jours. Colique hépatique violente 15 jours après, sans ictère. En novembre suivant, crampes d'estomac pendant quinze jours, suivies d'une colique hépatique bien caractérisée. Persistance des crampes de temps à autre. Fin avril, pour la première fois, accès de fièvre intense avec ictère consécutif : des accès semblables se reproduisent à trois reprises. Période de calme jusqu'en juillet. Dans les premiers jours de ce mois, trois nouveaux accès de fièvre sans douleur notable au niveau du foie, qui sont suivis d'une colique hépatique. Cure à Vichy, du 15 juillet au 21 août, pendant laquelle le malade a 17 accès de fièvre. L'eau minérale a été prise en très petite quantité ; dès que la dose était légèrement augmentée, les accès se rapprochaient et augmentaient d'intensité. Urines chargées de bile après chaque accès. Du 21 août au 5 septembre 1888, date de l'arrivée à Vals, 4 accès de fièvre bien caractérisés et frissons tous les jours. A Vals le malade essaie de la Dominique, qui est trouvée lourde ; de la Marie et de la Souveraine, eaux alcalines faibles mieux tolérées. Amaigrissement et diminution des forces. Le foie, en bas, dépasse à peine le rebord costal, en haut la matité s'élève à 3 cent. environ au-dessus de la limite normale. Le rebord de la rate est sensible à la pression, l'organe est manifestement augmenté de volume. Urine peu abondante, 960 gr. à 1 litre par 24 heures. Une analyse faite trois jours après l'accès du mois de juin accuse 37 gr. d'urée par litre. Une première analyse faite à Vals, au début de l'accès, donne 16 gr. d'urée ; en plein accès de fièvre, 10 gr. 25. Une troisième analyse d'urine émise deux jours après, en plein accès, indique seulement pour le chiffre de l'urée 8 gr. 96. L'accès se produisait le soir ; la période de froid durait plusieurs heures, comme la période de chaleur. Sueurs peu abondantes en général. La température s'élevait jusqu'à 41°. Apyrexie complète entre les accès. Plusieurs petits calculs sont trouvés dans les selles : ils sont ou arrondis ou allongés, se terminant par une pointe assez aiguë. Le plus considérable avait le volume d'une grosse lentille. L'analyse de ces calculs, faite par M. Deros, chimiste distingué de Marseille, indique, comme constituant les concrétions, les éléments suivants: des cellules d'épithélium cylindrique agglomérées par du mucus et des pigments biliaires qui forment la masse du calcul ; de la cholestérine en petite quantité ; du phosphate et du carbonate de chaux, et enfin quelques rares cristaux de tyrosine.

Cette observation méritait d'être rapportée à plus d'un titre. Elle vient confirmer les résultats publiés par M. Regnard dans un cas analogue de fièvre intermittente hépatique (1). La diminution de la formation de l'urée au moment de l'accès est ici très nette, elle est même très considérable, puisque les chiffres descendent de 37 gr. à 8 gr. 96. Ce fait différencie d'une manière absolue l'accès de fièvre palustre de l'accès de fièvre hépatique. Il est probable que les concrétions étaient surtout fournies par les canaux biliaires intra-hépatiques ; leur formation était récente, le volume excessif du noyau l'indiquait. La pression au niveau du foie à travers les espaces intercostaux était très douloureuse, au contraire la région de la vésicule était complètement indolente. L'état de la rate était symptomatique d'un travail d'irritation phlegmasique siégeant dans les tissus du foie. Une stimulation thermale plus prolongée aurait pu amener des complications plus sérieuses, la multiplication des accès de fièvre sous l'influence des traitements de Vichy et de Vals était évidente ; aussi avons-nous conseillé à notre malade de ne pas continuer sa cure plus longtemps.

Dans ce dernier cas, comme dans les deux observations précédentes, c'est aux tempérants qu'il faut s'adresser ; ordonner la diète lactée, si elle peut être tolérée, faire de la révulsion, soit au moyen des pointes de feu, soit en appliquant de la poudre de Vienne. Puis, quand le foie est devenu moins irritable, donner des capsules d'essence de térébenthine à petite dose et les eaux de Vals faiblement minéralisées. Nous disons les eaux faibles comme la Saint-Jean ou la Vivaraise n° 1, attendu que chez plusieurs malades nous avons vu les cures à domicile, faites au moyen des eaux fortes de Vals, la Précieuse entre autres, ramener de nouvelles coliques hépa-

(1) Charcot. *Leçons sur les maladies du foie*, p. 180.

tiques, tandis que les eaux faibles au contraire, fortement chargées d'acide carbonique, remédient aux troubles des fonctions digestives et exposent beaucoup moins aux congestions douloureuses du foie.

Les eaux alcalines de Vals ont donc généralement pour effet, quand le malade commence sa cure dans les conditions que nous venons d'étudier, quand des douleurs habituelles existent au niveau du foie, d'activer les contractions des voies biliaires et même de les faire apparaître. Cependant cet effet n'est pas constant et l'effet opposé se produit aussi. On voit alors les douleurs se calmer, les digestions s'améliorer, l'état congestif du foie disparaître et l'organe reprendre ses dimensions normales. Mais en général cette amélioration n'est pas durable, le malade après un mois ou deux de bien-être est repris de nouvelles coliques hépatiques, c'est-à-dire que, s'il a échappé à la stimulation thermale immédiate, il n'en ressent pas moins la stimulation secondaire survenant peu de temps après la cure. Nous citons les trois observations suivantes comme exemple de ce mode d'action des eaux alcalines :

Obs. VII. — *Coliques hépatiques quotidiennes.* — *Congestion du foie.* — *Guérison temporaire rapide.* — Mme X..., du Puy, 30 ans. Dyspepsie ancienne. Première colique hépatique il y a quatorze mois. Cinq coliques semblables, débutant toujours avec les règles, la dernière suivie d'ictère. Douleurs persistant depuis et nécessitant presque chaque jour une injection de morphine. Le foie, extrêmement sensible, déborde légèrement le rebord costal. Traitement commencé par la Saint-Jean, terminé par la Désirée. Bain alcalin. Diarrhée depuis le début de la cure. Pas d'injection de morphine, si ce n'est les deux premiers jours. La malade part allant bien, le rebord du foie n'est plus sensible. L'amélioration continue pendant un mois, puis réapparition des douleurs hépatiques, qui nécessitent pendant l'année entière une injection de morphine, tous les quatre ou cinq jours au début, et tous les jours après une colique hépatique plus violente survenue en décembre. A l'arrivée de la malade pour sa seconde cure, on trouve que le foie n'est pas augmenté de volume comme l'an dernier, les digestions sont toujours difficiles. L'eau minérale ne produit pas, comme lors de la première cure, une sédation rapide, loin de là, une colique hépatique éclate au troisième jour du traitement, suivie d'ictère. La cure est reprise après cinq jours de repos, malgré les douleurs hépatiques qui nécessitent encore deux injections de morphine. Mais alors la sédation survient, et la malade part allant très bien, l'ictère a disparu, les digestions sont beaucoup plus faciles.

Obs. VIII. — *Coliques hépatiques. — Récidive après une guérison maintenue pendant cinq ans. — Congestion du foie. — Amélioration momentanée rapide.* — Mme V..., 30 ans, de Carpentras, est très anémique depuis sa dernière grossesse il y a huit ans. Depuis lors digestions pénibles, poids à l'épigastre après les repas. Trois mois et quinze jours avant la première cure, coliques hépatiques, débutant chaque fois à la fin des règles et durant 7 et 8 heures. Le foie est volumineux, le lobe droit surtout. La malade supporte bien son premier traitement, quelques douleurs hépatiques seulement au dixième jour, elle part allant très bien. Une colique hépatique se déclare aussitôt après la cure. Calme complet pendant toute l'année. Traitements à Vichy en 1882 et à Vals en 1883. Pas de colique hépatique depuis la première cure de Vals. Depuis l'an dernier, 1885, digestions plus pénibles. Il y a deux mois, colique hépatique persistant quarante-huit heures. Depuis lors, douleurs presque constantes au niveau du foie qui s'irradient dans tout le tronc. A l'arrivée de la malade, en 1886, on trouve le foie volumineux, à surface bosselée dépassant le rebord costal de six centimètres au moins, sensibilité très vive à la pression. Digestions lentes pendant lesquelles les douleurs augmentent de violence. État nerveux. La malade prend chaque jour un demi verre d'eau d'Hunyadi-Janos pour faciliter les selles et un bain alcalin ; elle boit aux sources fortes : Désirée, Marquise, Constantine. Au cinquième jour les douleurs ont disparu et à la fin de la cure les digestions sont parfaites, le foie a repris son volume normal. État très satisfaisant. Nous avons appris que l'amélioration n'avait pas été durable et que deux mois après la cure il s'était produit de nouvelles coliques hépatiques.

Obs. IX. — *Coliques hépatiques. — Amélioration momentanée rapide. — Massage de la vésicule suivie d'expulsion de graviers biliaires. — Guérison.* — Mme B..., 25 ans, envoyée par M. le docteur Branche, de Lyon. Affection utérine. Rétroversion avec large ulcération du col. Deux grossesses. Règles abondantes, anémie. Il y a quatorze mois, après le dernier accouchement, colique hépatique violente, depuis lors crises moins fortes survenant surtout aux approches des règles. Lobe droit du foie volumineux et sensible. Colique hépatique au cinquième jour de la cure. Le traitement est interrompu pendant un jour seulement, la malade quitte Vals allant très bien en apparence. Cette amélioration persiste pendant un mois, à partir de ce moment, crampes d'estomac très vives revenant tous les soirs à la même heure, que rien ne peut calmer. Colique hépatique très grave, il y a vingt jours, rendant toute alimentation impossible, M. le docteur Branche pratique le massage méthodique et prolongé de la vésicule, il survient une amélioration brusque. Le lendemain on trouve les selles chargées de graviers biliaires. La malade arrive à Vals avec un ictère très prononcé, des digestions très pénibles, des vomissements fréquents, très affaiblie et très amaigrie. L'eau minérale bien tolérée fait disparaître très rapidement tous les symptômes douloureux, la malade s'alimente facilement et elle repart n'ayant plus d'ictère et après avoir retrouvé des forces et de l'embonpoint. Après cette seconde cure l'amélioration est de plus longue durée que l'an dernier. Une colique hépatique éclate en janvier, une autre en mai. Ces deux coliques sont suivies de l'expulsion de calculs formés par de la cholestérine, ronds et volumineux. Depuis la dernière crise digestions plus faciles. La troisième cure se poursuit sans incident, deux ans après la malade n'avait pas éprouvé de nouvelle colique hépatique et la guérison se maintenait.

Cette dernière observation méritait d'être rapportée, non seulement parce qu'elle nous offre un exemple frappant de la rapidité avec laquelle les eaux de Vals rétablissent les fonctions digestives chez certains malades en évolution de coliques hépatiques, mais aussi parce qu'elle nous montre l'utilité du massage de la vésicule pour favoriser l'expulsion des concrétions biliaires. Willemin (1) avait déjà rapporté deux faits semblables recueillis dans sa pratique. Le massage ne réussit pas toujours; il faut tout d'abord pour qu'il puisse être pratiqué que la région de la vésicule ne soit pas trop douloureuse, circonstance assez rare, mais, quand il est possible, il doit être tenté. Dans les cas comme celui que nous venons de citer, les pressions exercées paraissent donner à la vésicule une plus grande puissance de contractilité.

Les exemples précédents sont suffisants pour nous faire connaître les résultats obtenus à Vals sur les malades qui nous arrivent en imminence de colique hépatique. Tantôt l'eau minérale précipite les crises, les multiplie et amène l'expulsion du calcul, tantôt au contraire le travail est enrayé, la congestion du foie disparaît et les fonctions digestives se rétablissent. L'action immédiate est entièrement différente

(1) Willemin. *Des coliques hépatiques et de leur traitement par les eaux de Vichy*, p. 190.

dans les deux cas. Il peut paraître singulier de voir le même médicament qui est appelé à guérir la grande majorité des troubles fonctionnels du foie, à faire disparaître sa tendance à la congestion, produire parfois une aggravation rapide et considérable des troubles circulatoires de l'organe, parfois, au contraire, agir dans le sens opposé en réduisant son volume avec une rapidité surprenante. En effet, il n'est pas rare de voir se fondre des engorgements dépassant le rebord costal de 6 à 8 centimètres dans un temps relativement court, 20 à 30 jours (Obs. VIII). La différence tient à la tolérance des voies biliaires : chez certains malades un seul verre d'eau minérale suffit pour produire de la douleur et congestionner le foie ; d'autres, au contraire, en apparence dans des conditions identiques, tolèrent le médicament pendant toute la cure aux doses les plus élevées. L'eau minérale agit sur l'estomac et ses fonctions sans irriter le foie, mais en général la congestion nécessaire à la production de la colique hépatique, presque immédiate chez les premiers, est seulement différée chez les seconds et elle survient après la cure.

Ce retard dans la production de la colique hépatique est la règle chez les malades qui n'ont pas eu de crises depuis un certain temps, qui n'ont pas de douleurs au niveau du foie et qui accusent seulement des troubles digestifs. Le traitement alors est bien toléré, parfois quelques douleurs se font sentir, indice de la stimulation hépatique exercée par l'eau alcaline, stimulation trop légère pour amener un travail d'expulsion. La digestion s'améliore, le malade se croit guéri, mais la stimulation thermale secondaire se produira quand même, habituellement du moins. Nous disons habituellement, mais non toujours, attendu que la disparition de tout symptôme douloureux, chez certains malades, peut être obtenue pendant une période d'années assez longue, sans qu'il survienne de nouvelles crises, et cependant ces malades sont arrivés à Vals peu après des coliques hépatiques non suivies de l'expulsion de calculs, avec de l'ictère et des digestions pénibles. Dans ces conditions, ou les calculs sont rendus sans douleurs, ou ils sont tolérés par la vésicule, et ce doit être le fait le plus fréquent ; le traitement améliore la dyspepsie, la congestion du foie et, par cela même, l'état catarrhal de la vésicule. Grâce aux modifications imprimées à la bile et aux sécrétions des muqueuses des voies biliaires par la cure alcaline, la formation de nouvelles concrétions a été rendue impossible pour un certain temps.

En somme les effets immédiats du traitement de Vals se résument :

D'une part, dans l'amélioration des fonctions digestives, dans des phénomènes de stimulation de la circulation du foie, stimulation qui peut déterminer une congestion suffisante pour provoquer l'explosion de la colique hépatique, soit à bref délai pendant la cure, soit secondairement pendant l'année suivante.

D'autre part, si le foie, plus tolérant, supporte l'action stimulante de l'eau alcaline sans excitation trop vive, dans une action résolutive qui se dessine immédiatement, puisqu'il fait rapidement disparaître parfois les engorgements de l'organe, si ces engorgements sont récents.

Mais les effets immédiats de la cure de Vals sont-ils durables ? L'action de l'eau alcaline ne s'épuise-t-elle pas rapidement et est-elle suivie d'amélioration profonde dans le fonctionnement de l'organe malade ? Dans la très grande majorité des cas, nous pouvons compter sur des résultats éloignés qui ont pour le malade une bien plus grande importance que ceux décrits ci-dessus. L'action expulsive du traitement, si elle frappe au premier abord, n'est pas celle qui constitue le caractère spécial et distinctif de la médication. Tout agent capable de provoquer la congestion du foie, peut, employé chez un lithiasique, faire naître une colique hépatique, et par cet effet immédiat obtenu, se rapprocher des premiers résultats qui se montrent après l'usage des eaux alcalines. Comme aussi l'usage de tout moyen, soit externe, soit interne, assez puissant pour faire cesser cette congestion, peut parfois arrêter brusquement les phénomènes douloureux sans amener nécessairement l'expulsion du calcul. Nous devons cependant faire une exception pour les purgatifs qui, le plus souvent, sollicitent ou rendent plus actives les contractions des voies biliaires. Mais ici l'action première amène une augmentation marquée dans la quantité de bile sécrétée, et, par cela même, comme conséquence immédiate, une turgescence plus considérable de l'organe. La diminution de l'état congestif se produit secondairement et non pas primitivement comme après la quinine ou les révulsifs cutanés.

La supériorité du traitement thermal réside dans les modifications durables qui s'opèrent du côté des voies digestives et de leurs annexes. Si la lithiase biliaire est la conséquence de troubles dyspeptiques anciens, l'amélioration est moins complète que lorsque la maladie reconnaît toute autre cause, elle n'en est pas moins très marquée en général. Mais ce qui disparaît surtout, c'est la tendance à la congestion du foie. Toutes les fonctions de la glande hépatique sont régularisées, si l'engorgement du foie ne date pas d'une époque trop éloignée, la résolution est complète et l'organe reprend ses dimensions normales. Parfois même, comme nous l'avons déjà dit, cette guérison temporaire peut être obtenue sans qu'il soit possible de constater l'expulsion des concrétions ; le foie ne se congestionnant plus, la colique hépatique ne peut se produire, le malade jouit d'une période de répit plus ou moins longue, quelquefois même définitive s'il est déjà d'un certain âge.

L'eau de Vals, pas plus que les autres eaux minérales, ne constitue une pierre de touche infaillible pour déceler la présence des calculs, soit vésicaux, soit hépatiques : la guérison relative dans les conditions signalées plus haut se rencontre encore assez souvent. Ce pouvoir d'améliorer les fonctions digestives, de remédier à là tendance à la congestion du foie, constitue la qualité la plus précieuse des eaux alcalines, il leur crée dans la cure de la lithiase une spécialisation réelle, qui leur donne la suprématie sur toute autre méthode de traitement.

Nous avons vu plus haut que Contrexéville, Vittel et bien

d'autres stations en France pouvaient guérir les coliques hépatiques, c'est très vrai. Cependant toutes les eaux minérales n'ont pas une valeur égale. D'une manière générale
il faudra choisir les sources qui jouissent de la propriété de
modifier le plus heureusement les fonctions des voies digestives et dont les résultats éloignés sur la tendance à la congestion du foie sont les plus persistants. Pour nous Vichy
et Vals doivent sans contestation occuper le premier rang.
Les malades les plus réfractaires au traitement, ceux qui
ont des récidives à brève échéance, sont surtout les sujets
chez lesquels les troubles de la digestion ne sont pas sérieusement améliorés. En voici un exemple :

OBS. X. — *Dyspepsie ancienne. — Coliques hépatiques. — Migraines.
— Résistance au traitement.* — M. L... (de Crest), cinquante-cinq ans,
a toujours eu des digestions lentes et de la tendance à la diarrhée.
Préoccupations nombreuses. Chagrins. Il y a un an, à la suite de l'inges-
tion d'une tasse de café chaud, première colique hépatique, suivie d'ictère, qualifiée par le malade de crampe d'estomac. Nouvelle crise en janvier. En août, à l'arrivée du malade, teint encore un peu jaune, empâte-
ment profond au niveau de l'épigastre paraissant constitué par le lobe
gauche du foie. Douleurs à la pression. Digestions pénibles. Céphalalgie
presque constante. Pas d'amélioration évidente à la fin de la première
saison. Huit cures ont été faites à Vals. Les crises reparaissent trois ans
après la première cure, une seconde fois après la cinquième, et enfin
à la septième cure pour la troisième fois. La céphalalgie persiste, la
tendance à la diarrhée s'accuse de plus en plus. Vertiges avec menaces
de congestion cérébrale. Parfois tendances à la syncope à la fin d'une di
gestion très pénible, qui sont probablement l'indice d'une colique hépatique fruste, attendu que plusieurs coliques hépatiques bien caractérisées
se sont produites pendant cette période. Le malade vient faire sa dernière cure dans ces conditions en 1881, le traitement est bien toléré
et suivi d'une amélioration apparente qui n'avait jamais été ressentie les
années précédentes, nous ne l'avons plus revu.

L'ancienneté de la maladie, l'hérédité ne sont pas les seules causes de résistance à l'action des eaux alcalines. C'est
le plus souvent, comme dans le cas précédent, la gravité de
la dyspepsie qui en a été la cause première. En effet, si
comme nous le soutenons, le catarrhe des voies biliaires est

la conséquence de la congestion du foie, congestion occasionnée si souvent par la dyspepsie, on comprend sans peine que la dyspepsie n'étant pas heureusement modifiée, les circonstances favorables à la production des concrétions persistent et une récidive rapide est toujours à redouter. C'est ce qui est arrivé chez le malade précédent : malgré des cures répétées nous avons obtenu une rémission de trois ans seulement parce que la dyspepsie n'avait pu être sérieusement améliorée. Willemin signale aussi, comme circonstances favorisant la résistance au traitement de Vichy, à côté de la tendance à la tuberculose, l'irritation gastro-hépatique persistante. Mais heureusement les malades réfractaires sont rares, et, nous ne craignons pas de l'avancer : d'une manière générale, les coliques hépatiques sont une des maladies qui résistent le moins à la cure de Vals. Du reste les chiffres que nous allons citer vont mettre ce fait en pleine lumière et montrer l'importance des résultats éloignés obtenus :

Nous avons relevé 158 observations : sur ces 158 malades 84 n'ont fait qu'une seule cure et ils ne nous offrent pas le même intérêt que les autres, attendu que nous n'avons pas été appelé à contrôler les effets produits. Certainement si dans cette catégorie sont compris les mécontents, ceux qui n'ont pas été satisfaits de l'amélioration survenue et qui ont été dirigés sur d'autres stations thermales, il en est positivement qui ne sont pas revenus parce qu'ils se regardaient comme guéris, et nous en connaissons un certain nombre. En tout cas sur ces 84 malades, 70 se trouvaient bien de leur cure à leur départ, 12 n'avaient éprouvé aucune amélioration apparente, 1 parti plus souffrant qu'à l'arrivée, et enfin un mort (Obs. V). Les malades qui ont fait deux cures sont au nombre de 30. Ici nous notons 10 malades améliorés, c'est-à-dire ayant obtenu une diminution dans le nombre des crises, et 20 sujets parmi lesquels 12 ont joui d'une immunité complète pendant l'année qui a suivi leur première cure et que nous n'avons plus revu, et 8 autres, revus plus ou moins longtemps après, qui n'ont plus eu de coliques hépatiques, ou bien chez lesquels la récidive est survenue 3, 5, 7, 8 et 16 ans après la première guérison. C'est dire assez que les cures n'avaient pas été rapprochées. Restent 44 malades qui sont venus à Vals de trois à neuf fois, or, voici les résultats observés : Malades améliorés seulement, 7 ; malade réfractaire dont l'affection était peu modifiée, 1 ; mort, 1 (Obs. V) ; malades guéris, 35, dont 1 guéri seulement après huit cures ; 14 après, soit la seconde, soit la troisième ou la quatrième cure, et enfin guéris depuis la première cure, 20. Ce relevé est extrêmement satisfaisant, il prouve que, tout malade lithiasique ayant assez de persévérance pour venir à Vals pendant plusieurs années consécutives, si le besoin s'en fait sentir, aura de très grandes chances de voir disparaître ses coliques hépatiques pendant une période plus ou moins longue.

Tous les malades atteints de lithiase biliaire doivent-ils être envoyés à Vals ou à Vichy, ou pour parler plus exactement, n'existe-t-il pas des circonstances dans lesquelles l'emploi des eaux minérales peut être dangereux ? La réponse ne peut être douteuse. Sans parler des contre-indications générales des eaux minérales alcalines, lésions organiques déclarées, congestivité excessive, état fébrile persistant, etc., la nature des productions de la lithiase, c'est-à-dire leur volume, leur point d'origine, l'âge et la faiblesse du malade créent des contre-indications spéciales. Tout malade atteint de calculs biliaires qui vient suivre une cure à Vals, est exposé à voir se produire des coliques hépatiques, soit pendant le traitement, soit peu après, surtout si le foie est douloureux, si déjà des crises rapprochées ont été constatées depuis peu de temps. Toutes les fois qu'une colique hépatique peut être suivie d'accidents sérieux, il faut tout faire pour l'éviter et ne pas soumettre le malade à l'action stimulante des eaux alcalines, s'il se trouve dans les conditions défavorables citées ci-dessus.

Sénac redoute beaucoup, et avec raison, les coliques hépatiques chez les malades âgés : l'âge n'est pas toutefois une contre-indication absolue. Cependant, comme chez les vieillards on est plus exposé à rencontrer des calculs volumineux avec des canaux biliaires moins dilatables et plus rétrécis, il faudra se guider sur la forme et la gravité des coliques hépatiques antérieures pour conseiller ou défendre le traitement de Vals. Si la cure est entreprise, elle devra être aussi modérée que possible, de manière à tâcher d'obtenir la tolérance du calcul par la vésicule, tout en remédiant aux troubles digestifs, à la congestion du foie, sans provoquer des phénomènes d'expulsion (1). Même chez les sujets moins avancés en âge, quand des crises antérieures prolongées, sans expulsion de calculs et suivies de phénomènes inflammatoires, nous ne disons pas violents, mais prolongés pendant des mois entiers, symptômes laissant supposer que le calcul volumineux ne peut franchir les voies biliaires, il sera prudent de s'abstenir. Il doit en être de même toutes les fois que des concrétions volumineuses se sont formées dans les ramifications des conduits intra-hépatiques, toutes les fois que la cure multiplie par trop les crises, quand les crises s'accompagnent d'accès de fièvre intermittente hépatique, indices d'un état d'irritation des voies biliaires qu'il serait dangereux de pousser trop loin, toutes les fois enfin que le malade très affaibli par les coliques antérieures est sous le coup de crises rapprochées se terminant ou par des syncopes ou par du délire (Obs. V, VI, IV). On assiste parfois à de véritables résurrections dans certains cas paraissant rentrer dans la catégorie de ceux que nous venons de citer; nous avons été témoin de guérisons inespérées, mais nous avons vu succomber des malades et, nous le répétons, malgré ces succès, la cure thermale ne doit pas être conseillée dans des conditions semblables, il vaut mieux attendre. Il faut d'abord éteindre la susceptibilité du foie par des moyens convenables, habituer les malades à supporter le choc de l'eau minérale par des traitements à domicile, en ordonnant des eaux transportées, et ne les envoyer que lorsque les chances de stimulation par la cure auront été bien diminuées.

(1) Dans des cas semblables, les sources faibles de Vals, Marie, Saint-Jean, etc., rendent possibles des traitements qu'on ne doit pas tenter avec des sources fortement sodiques.

Quand le calcul est manifestement reconnu comme trop volumineux pour ne pouvoir franchir les canaux biliaires sans menaces de perforation, surtout quand l'état des forces du malade fait redouter une terminaison fatale amenée par la violence et la prolongation de la douleur, il ne faut pas hésiter à recourir aux moyens chirurgicaux. Grâce à l'antisepsie, la cholécystomie ne peut plus être regardée aujourd'hui comme une opération d'une grande gravité.

La guérison radicale de la lithiase biliaire est difficile à obtenir et s'observe moins souvent qu'on ne serait tenté de le croire ; nous voulons parler des guérisons définitives bien entendu. Tous les auteurs qui se sont occupés de la question signalent cette ténacité de la maladie. Durand-Fardel recommande de réitérer le traitement de Vichy avec une certaine opiniâtreté, même alors qu'il y a toutes les apparences de la guérison, car, dit-il, il faut bien convenir que les dispositions organiques sous l'influence desquelles des concrétions biliaires se sont une fois formées, sont assez difficiles à détruire entièrement (1). Willemin n'est pas moins explicite. Voici quelles sont ses propres expressions : « Se débarrasse-t-on jamais entièrement de cette maladie ? Après avoir fait une cure à Vichy est-on sûrement à l'abri d'une récidive ? Non certes, mais grâce au régime et à l'emploi suffisamment renouvelé de cette médication on est certain d'éloigner beaucoup le retour des crises hépatiques (2). » Il faut être persuadé de la résistance parfois très grande de la maladie, ne pas demander aux traitements de Vals ou de Vichy plus qu'ils ne peuvent donner et ne pas rejeter comme inefficace la médication parce qu'elle n'aura pas procuré une guérison rapide. Nous le répétons, avec de la persévérance on est à peu près assuré d'un bon résultat, mais parfois les cures doivent être répétées pendant une série d'années consécutives. Surtout il ne faudra pas déclarer mauvais un traitement thermal après lequel, pendant quelque temps, les coli-

(1) Durand-Fardel. *Traité thérapeutique des eaux minérales*, p. 634.
(2) Willemin. *Loc. cit.*, p. 192.

ques hépatiques se montreront plus fréquentes et plus intenses. Nous avons vu plus haut que cette multiplication des crises s'observait souvent après les cures alcalines et qu'elle était l'indice d'une action médicatrice continuée. Dans la majorité des cas une récidive est toujours à redouter tant que la sénilité n'aura pas éteint, s'il est permis d'employer cette expression, le pouvoir contractile de la vésicule. Malgré le rétablissement plus ou moins complet des fonctions digestives, malgré la disparition de la tuméfaction du foie et des douleurs qui l'accompagnent, le malade ne doit pas vivre dans une trop grande sécurité, d'abord parce que si tous les calculs n'ont pas été expulsés, la tolérance de la vésicule peut cesser sous l'influence de toutes les causes de congestion du foie, et puis enfin parce que la formation de nouvelles concrétions s'observe souvent après une rémission de durée variable.

Le lithiasique doit être instruit de la ténacité de son affection, se soumettre pendant de longues années à un régime alimentaire sévère, répéter souvent les cures alcalines, soit à la station près des sources mêmes, soit à domicile. Un certain nombre de nos malades, après une seule cure faite à Vals, depuis bien des années déjà, n'ont plus ressenti de coliques hépatiques, mais ils ont la précaution de faire chaque année plusieurs traitements au moyen de l'eau minérale transportée. Quelle est donc la meilleure hygiène à suivre, quels sont les moyens les plus convenables à employer pour retarder et même éviter la récidive ? L'étude de ce côté de la question a réellement une grande importance.

La lithiase reconnaissant pour cause un état catarrhal des voies biliaires, condition nécessaire à la formation des concrétions, et ce catarrhe n'étant pas directement sous la dépendance d'un état diathésique spécial, ce n'est donc pas à modifier la constitution du sujet que doivent en général tendre les efforts de la médication. Un organe seul, le foie, est en jeu : tant que nous pourrons éviter à cet organe les poussées fluxionnaires permanentes ou exagérées, nous aurons de très grandes chances de maintenir la guérison obtenue. Tout devra donc concourir dans les prescriptions hygiéniques à diminuer la tendance à la congestion du foie.

Bien que nous fassions dériver la lithiase de causes purement locales, nous admettons, bien entendu que, si un état diathésique quelconque, s'accompagnant habituellement de congestions fréquentes du côté du foie, a donné, par ce fait seul, naissance à la maladie, il faut tâcher de modifier cet état général. Le médecin devra donc nécessairement s'occuper de la goutte et du rhumatisme parce que ces deux affections sont des causes de congestion hépatique ; mais plus souvent encore il aura à compter avec les dyspepsies tenaces, et, chez la femme, avec tous les actes de la vie utérine qui ont presque fatalement un retentissement fluxionnaire sur le foie plus ou moins accusé.

Les repas ne doivent pas être trop espacés, de manière à éviter une stagnation trop prolongée de la bile dans la vésicule. Trois repas nous paraissent nécessaires, celui du milieu du jour sera le plus copieux, celui du soir beaucoup moins. Quelle est la nature de l'alimentation qui convient au lithiasique ? Tous les mets qui sont digérés difficilement par le malade seront interdits. Les aliments trop gras, les farineux, les sucres en excès doivent être exclus du régime, et cela même lorsqu'ils n'occasionneraient pas de fatigue apparente après les repas, non pas parce que le sucre et l'amidon pris en trop grande quantité peuvent subir la fermentation acide, mais parce que les graisses et les féculents imposent au foie un travail considérable, augmentant la durée de la congestion physiologique de l'organe pendant chaque digestion. Nous en dirons autant des épices et de l'alcool. Le malade boira une assez grande quantité d'eau à ses repas. Tout dépendra encore ici de l'état de l'estomac, et si l'eau ralentit la digestion, le volume de ce liquide devra être réduit. S'il survient de la douleur dans la région du foie, si une récidive paraît imminente, un des meilleurs moyens pour faire tomber l'irritabilité de la vésicule, pour amender la dyspepsie, c'est le régime lacté, soit exclusif, soit mitigé. S'il peut être toléré, il est rare qu'il ne soit pas suivi d'une très grande amélioration.

La constipation doit être évitée et combattue par des laxatifs fréquents, journaliers même si le besoin s'en fait sentir. Le malade prendra alors soit une petite verrée d'eau d'Hunyadi-Janos, soit du sulfate de soude, 7 à 8 grammes, le matin à jeun. Chez la femme une purgation un peu plus active est indispensable tous les mois après les règles. Les sels de soude nous paraissent devoir être en général préférés.

La continuation de l'usage des eaux alcalines après la cure thermale est de toute nécessité. Quand les malades digèrent facilement, quand leur estomac paraît complètement remis, nous leur conseillons deux cures par an d'un mois de durée chacune. S'il existe de la dyspepsie, de la tension dans la région du foie, les cures doivent être rapprochées, trois cures sont souvent nécessaires, parfois même l'eau de Vals doit être prise un mois sur deux. Le plus généralement une source assez fortement alcaline est préférable, *Vivaraise n° 5* entre autres ; celle que nous ordonnons beaucoup est la *Précieuse*, qui contient près de 6 gr. de bicarbonate de soude. Quand cette dernière paraît insuffisante, on peut s'adresser à la *Magdeleine*. Si l'état des voies digestives nécessite une eau moins chargée, nous conseillons alors, soit la *Source Sophie*, eau moyenne de conservation parfaite, soit la *Vivaraise n° 3*, et même si la susceptibilité de l'estomac ou du foie l'exige, il faut faire les cures soit avec la *Vivaraise n° 1*, soit avec la *Saint-Jean*, faiblement minéralisées toutes les deux. L'eau minérale sera bue en dehors des repas, un demi-verre le matin à jeun, un demi-verre entre le premier et le second déjeuner, un demi-verre entre le déjeuner et le dîner, et un verre à chaque repas. En hiver, il sera préférable de la thermaliser au bain-marie, elle sera ainsi plus facilement supportée. L'eau prise entre les repas est parfois mal tolérée, l'addition du sirop d'écorces d'oranges amères est alors souvent utile. Si, malgré ce mélange, l'estomac en paraît fatigué, l'eau minérale devra être prise aux repas seulement pure ou additionnée de vin. Quand les cures sont rapprochées, il est en général suffisant de boire l'eau de Vals aux repas exclusivement. De plus, dans l'intervalle de ces traitements, l'emploi de la teinture de boldo sera souvent utile, l'usage de l'essence de térébenthine doit être recommandé, non pas à doses considérables comme dans la méthode de Durande, doses qui peuvent aggraver les troubles des fonctions digestives et congestionner le foie ; on la donnera dans le but seulement de modifier les sécrétions des muqueuses des voies biliaires.

Les traitements suivis à Vals même doivent être répétés pendant trois années consécutives, bien qu'il ne se soit pas produit de nouvelle crise depuis la première cure. Pour les cures à faire ensuite, qu'il faut du reste répéter de temps à autre, on se graduera sur l'état des fonctions de l'estomac et sur les menaces de récidive.

Le malade s'astreindra à faire de l'exercice au grand air aussi souvent que possible, surtout après les repas. Les bains alcalins seront très utiles, les bains de mer devront être interdits tant qu'il existera de la sensibilité au niveau du foie. L'hydrothérapie, toutes les fois qu'on pourra la mettre en pratique, sera recommandée, soit sous la forme de lotions générales, soit sous la forme de douches froides ou écossaises. C'est pour nous un des adjuvants les plus puissants de la cure alcaline pour faire disparaître la tendance à la congestion du foie, fait d'une importance majeure, nous ne craignons pas de le répéter encore, dans la pathogénie et dans le traitement de l'affection étudiée dans ce travail.

www.ingramcontent.com/pod-product-compliance
Ingram Content Group UK Ltd.
Pitfield, Milton Keynes, MK11 3LW, UK
UKHW021146140726
13695UKWH00005B/1979